Rahul Kadam

Calcar Femorale: Lesões e modalidades de tratamento

Rahul Kadam

Calcar Femorale: Lesões e modalidades de tratamento

ScienciaScripts

Imprint
Any brand names and product names mentioned in this book are subject to trademark, brand or patent protection and are trademarks or registered trademarks of their respective holders. The use of brand names, product names, common names, trade names, product descriptions etc. even without a particular marking in this work is in no way to be construed to mean that such names may be regarded as unrestricted in respect of trademark and brand protection legislation and could thus be used by anyone.

Cover image: www.ingimage.com

This book is a translation from the original published under ISBN 978-620-2-05441-6.

Publisher:
Sciencia Scripts
is a trademark of
Dodo Books Indian Ocean Ltd. and OmniScriptum S.R.L publishing group

120 High Road, East Finchley, London, N2 9ED, United Kingdom
Str. Armeneasca 28/1, office 1, Chisinau MD-2012, Republic of Moldova, Europe
Printed at: see last page
ISBN: 978-620-7-68768-8

CONTRIBUIÇÕES DE:

1. Dr. Ritesh Sawant

   Estudante de pós-graduação, Departamento de Ortopedia, Faculdade de Medicina MGM, Navi Mumbai

2. Dr. Sukant Vijay

   Estudante de pós-graduação, Departamento de Ortopedia, Faculdade de Medicina MGM, Navi Mumbai

3. Dr. Ankit Agrawal,,

   Estudante de pós-graduação, Departamento de Ortopedia, Faculdade de Medicina MGM, Navi Mumbai

4. Dr. Sachin Pandey

   Estudante de pós-graduação, Departamento de Ortopedia, Faculdade de Medicina MGM, Navi Mumbai

PREFÁCIO

A ortopedia é uma ciência médica e cirúrgica que continua a fazer parte de um grupo de subciências em expansão, cujos princípios evoluem e se modificam com o tempo. Foram discutidos muitos princípios e métodos sobre vários problemas da gestão cirúrgica das fracturas do fémur proximal e o papel do calacar femorale na gestão.

Este livro apresenta um estudo sobre a importância da calcar femorale nas fracturas do fémur proximal. Apresenta a importância do calcar femorale na biomecânica da anca, as propriedades de suporte de carga e de partilha de carga da anca, a necessidade de reconstrução do calcar nas fracturas do fémur proximal para suportar o peso e outras actividades importantes do dia a dia.

Este livro tem como objetivo mostrar a importância da reconstrução da calcar e as técnicas mais recentes nos tipos de reconstrução e utilização de implantes para a reconstrução da calcar nas fracturas do fémur proximal, que são uma das fracturas mais comuns observadas, como demonstram os dados demográficos da Índia e internacionais.

O autor do livro apresenta uma nova técnica de reconstrução do calcâneo na fratura aproximal do fémur com a utilização da cabeça e do colo do fémur na hemiartroplastia/artroplastia total da anca.

Esta técnica pode ser utilizada por outros cirurgiões ortopédicos como referência futura no tratamento de fracturas do fémur proximal que necessitem de reconstrução da calcar.

Dr. Rahul Kadam

Professor,

Departamento de Ortopedia,

Faculdade de Medicina MGM, Navi Mumbai.

ÍNDICE DE CONTEÚDOS:

CAPÍTULO 1

CALCAR FEMORALE - INTRODUÇÃO

O termo calcar femorale refere-se a um esporão ósseo que se projecta no tecido esponjoso da base do colo do fémur. Desenvolveu significados distintos em diferentes áreas de utilização. O seu significado para os cirurgiões ortopédicos é bastante diferente da sua descrição anatómica clássica. Anatomicamente, o calcar femorale é uma placa vertical de osso compacto multicamada que se encontra profundamente ao trocânter menor, com uma espessura típica inferior a 1 mm.[1]

De acordo com a maior parte da literatura ortopédica relativa à artroplastia da anca, o córtex medial espesso do colo do fémur tem sido considerado como o CALCAR FEMORALE.[2]

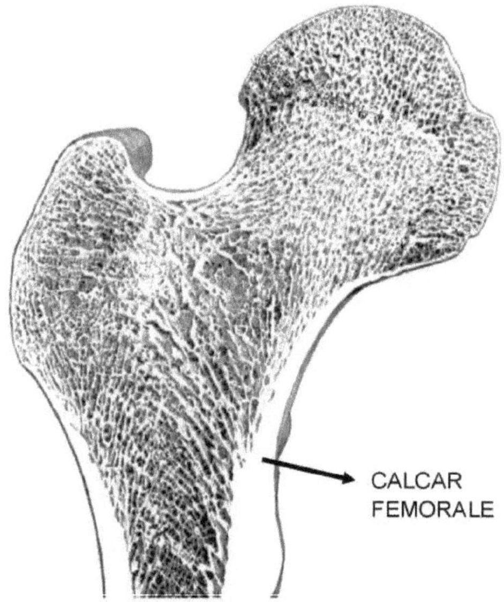

Figura 1: Secção coronal do fémur proximal

O calcar femorale foi originalmente descrito por Merkel em 1874.[3] O termo foi cunhado por Harty em 1957.[4] As propriedades anatómicas foram descritas em pormenor por Griffin em 1982.[5] Garden descreveu pormenorizadamente a estrutura e a função do fémur proximal.[6] Bigelow descreveu o calcar femorale como "o verdadeiro colo do fémur".[7]

O calcar femorale desempenha um papel importante no sistema de carga do fémur proximal e é altamente significativo no tratamento da fratura proximal do fémur. O calcar femorale pode suportar a carga de compressão e redistribui o stress ou a carga da cabeça femoral para o fémur proximal. Através deste mecanismo, o calcar femorale contribui para a resistência mecânica do colo do fémur.

CAPÍTULO 2

BREVE ANATOMIA DA ANCA

A articulação da anca é uma grande articulação sinovial. A articulação ocorre entre o acetábulo da pélvis e a cabeça do fémur. Estes dois formam uma articulação que é uma articulação esférica e de encaixe.

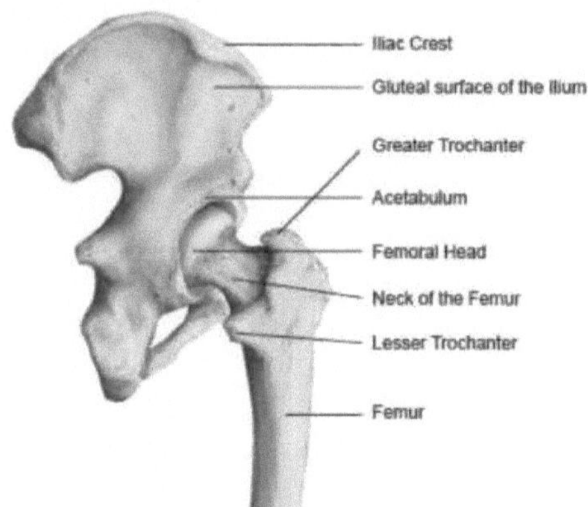

Figura 2: Articulação da anca

Isto permite que a articulação da anca realize movimentos em três planos:

- no plano sagital: Flexão e extensão

- no plano frontal : Abdução e adução

- no plano transversal: rotação medial e lateral

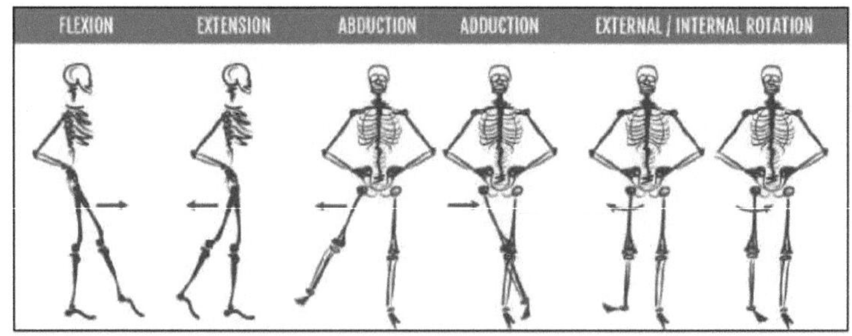

Figura 3: Movimentos na articulação da anca

A articulação da anca suporta o peso da cabeça, dos braços e de todo o tronco, tanto em condições estáticas como dinâmicas de postura.

FEMUR

O fémur é o osso mais longo do ser humano. Tem uma extremidade aproximada superiormente, uma haste no meio e uma extremidade distal inferiormente. A extremidade proximal do fémur divide-se em cabeça, colo, trocânter maior e trocânter menor.

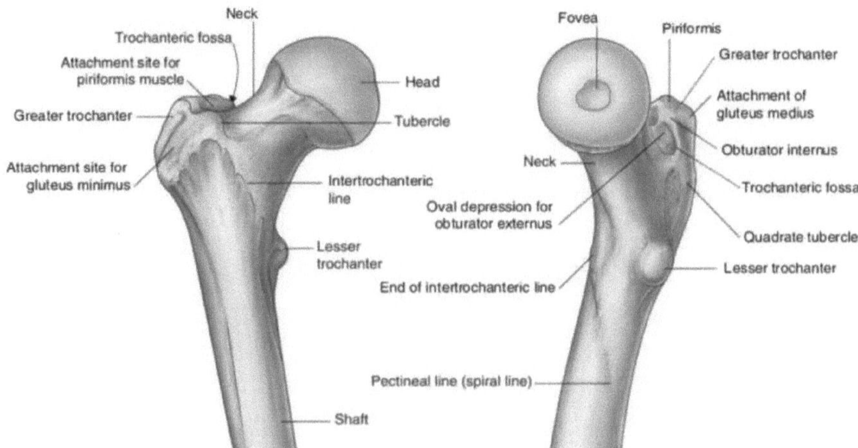

Figura 4:   Aspeto anterior e medial do fémur proximal (imagem baseada na anatomia de Gray para estudantes - 3rd ed)

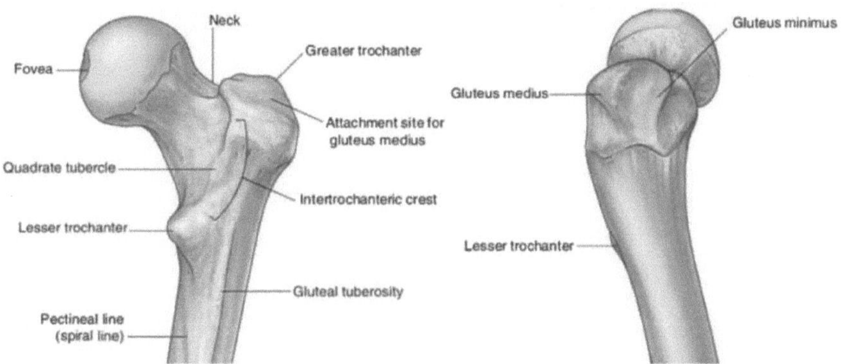

Figura 5: Aspeto   posterior e lateral do fémur proximal (imagem baseada na anatomia de Gray para estudantes - 3rd ed)

O bordo superior do colo do fémur origina-se lateralmente à cabeça do fémur e termina no trocânter maior. A borda superior do colo do fémur é mais curta e mais espessa do que a borda inferior. A cabeça e o colo formam um ângulo de 130±7° com a diáfise.[8]

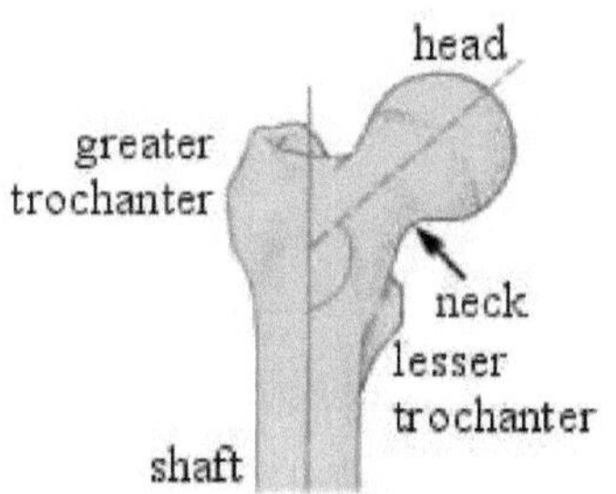

Figura 6: Ângulo pescoço-eixo

O trocânter maior é uma proeminência óssea na superfície anterolateral do fémur proximal. É o local de inserção dos músculos glúteo médio e glúteo mínimo. O trocânter menor é uma proeminência óssea na face posteromedial da base do colo do fémur. A inserção do músculo iliopsoas está presente sobre ele.

A linha intertrocantérica é uma crista rugosa na base do colo do fémur que se estende do trocânter maior ao trocânter menor anteriormente. Posteriormente, esta ligação é designada por crista intertrocantérica.

PELVIS

Ao nascer, a pélvis é constituída por 3 ossos primários separados, nomeadamente o ilíaco, o ísquio e o púbis. Estão unidos com a ajuda de cartilagem hialina. Nos bebés e nas crianças, a maior parte destes ossos da anca está incompletamente ossificada. Na puberdade, estes três ossos primários permanecem separados por uma cartilagem triradiada em forma de "Y" no centro do acetábulo. Estes três ossos começam a fundir-se por volta dos 15-17 anos de idade. A fusão completa-se por volta dos 20-25 anos de idade.[9]

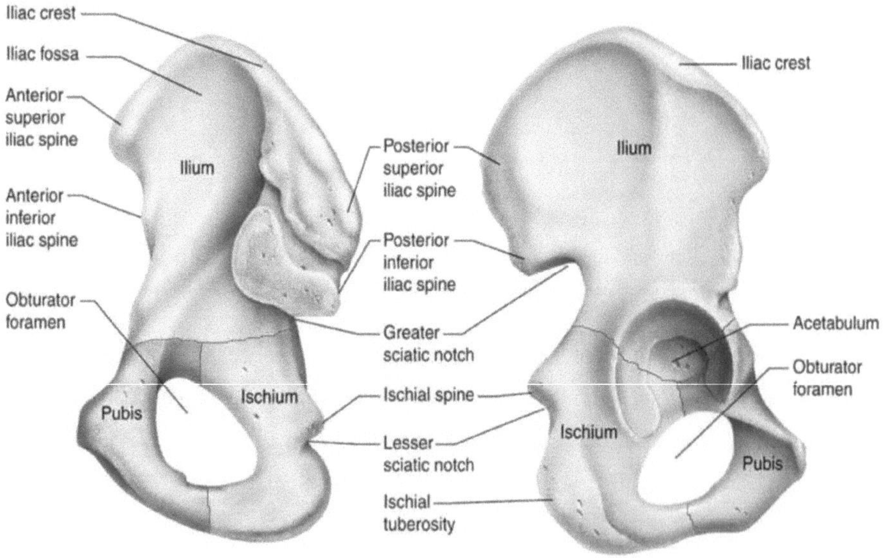

Figura 7: Osso da pélvis (imagem baseada na anatomia de Gray para estudantes - 3rd ed)

LÍRIO

O ílio é o maior dos ossos da anca e forma a porção superior do acetábulo. Anteriormente, o ílio tem uma Espinha Ilíaca Anterior Superior (ASIS). Inferiormente a esta encontra-se a

Espinha Ilíaca Anterior Inferior. Anteriormente à ASIS, a crista ilíaca vem lateralmente e continua posteriormente até à Espinha Ilíaca Posterior Superior (PSIS). A EIAS forma o ponto superior da incisura isquiática maior. Na superfície lateral do ílio existem três linhas curvas rugosas. Estas são conhecidas como as linhas glúteas posterior, anterior e inferior. Medialmente ao ílio encontra-se a fossa ilíaca.[9]

ÍSQUIO

O ísquio forma a porção inferior da pelve. O ísquio forma a região póstero-inferior da cavidade do acetábulo. O ramo do ísquio une-se ao ramo inferior do púbis para formar o ramo isquiopúbico. Este forma a borda inferomedial do forame obturador.

A parte posterior do ísquio forma a área inferior da incisura isquiática maior. A espinha isquiática, na região inferior da incisura isquiática maior, delimita-a da incisura isquiática menor. A tuberosidade isquiática é a projeção óssea presente na parte inferior do ísquio e do seu ramo. [9]

PUBIS

O púbis forma a região anteromedial da pelve e contribui para a formação da porção anterior do acetábulo. O púbis tem um corpo e dois ramos (superior e inferior). O corpo do púbis articula-se com o corpo do outro lado na sínfise púbica.

A região ântero-superior da sínfise púbica forma a crista púbica. Os tubérculos púbicos são pequenas projecções ósseas na extremidade lateral da crista púbica. Os ligamentos inguinais estão fixados medialmente aos tubérculos púbicos.

Estes são pontos de referência importantes presentes na região inguinal. O forame obturador é um forame ou abertura de forma oval na pélvis. É formado pelos ramos do púbis e do ísquio. O nervo obturador e os vasos passam através do forame obturador.[9]

ACETABULUM

O acetábulo é formado pelos ossos ílio, ísquio e púbis. O acetábulo é uma cavidade em forma de taça na região lateral da pélvis. Articula-se com a cabeça do fémur e forma a articulação da anca. A margem acetabular é deficiente no lado inferior. A margem fibrocartilaginosa do acetábulo é conhecida como labrum acetabular. A depressão no acetábulo é conhecida como fossa acetabular. É contínua com a incisura acetabular.

O ligamento acetabular transverso está presente na região inferior do acetábulo. Aprofunda o acetábulo e impede que a cabeça do fémur se desloque inferiormente.[9]

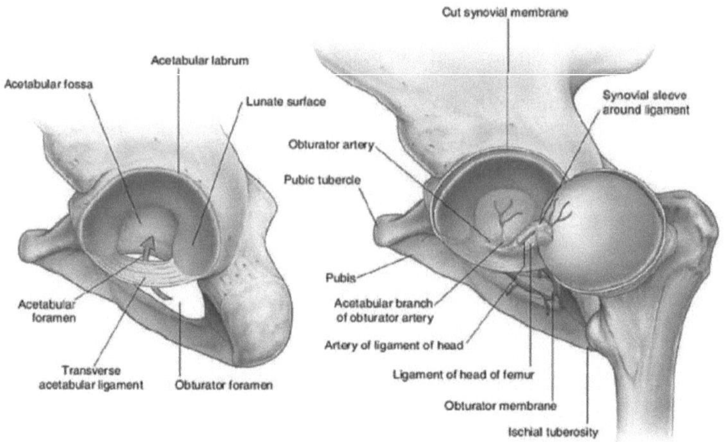

Figura 8: Cavidade do acetábulo (imagem baseada na anatomia de Gray para estudantes - 3ʳᵈ ed)

CÁPSULA

A articulação da anca tem uma cápsula fibrosa ligada proximalmente ao acetábulo e também ao ligamento acetabular transverso. Distalmente, está ligada ao aspeto anterior do trocânter maior. Posteriormente, atravessa o colo do fémur a cerca de 1,5 cm proximal da crista intertrocantérica.

A maioria das fibras está ligada à linha intertrocantérica, mas algumas fibras mais profundas contornam o colo e formam a zona orbicular. Esta mantém o colo do fémur no acetábulo.

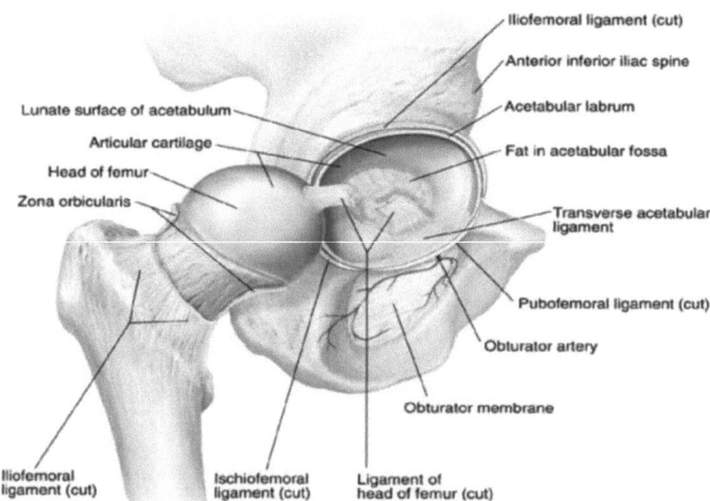

Figura 9: Cápsula da anca (imagem baseada na anatomia de Gray para estudantes - 3ʳᵈ ed)

Esta cápsula é composta por 3 ligamentos

- ligamento iliofemoral

- ligamento isquiofemoral

- ligamento pubofemoral

O ligamento iliofemoral (também conhecido como ligamento em "Y" de Bigelow) está ligado à espinha ilíaca antero-inferior e ao bordo acetabular. Toma uma direção inferolateral e fixa-se na linha intertrocantérica distalmente. É a parte mais forte da cápsula. Impede a hiperextensão da anca durante a posição de pé, mantendo a cabeça do fémur dentro da cavidade acetabular.[9]

O ligamento isquiofemoral torna a cápsula forte a partir da região posterior. Começa na região isquiática do bordo acetabular e corre superolateralmente em espiral até ao colo do fémur, imediatamente medial ao trocânter maior. Tal como o ligamento iliofemoral, este ligamento também evita a hiperextensão da articulação da anca e mantém a cabeça do fémur dentro da cavidade do acetábulo.

O ligamento pubofemoral reforça a cápsula articular da anca na face anterior e inferior. Tem origem na crista obturadora do osso púbis e corre inferolateralmente, juntando-se à cápsula articular da anca. O ligamento pubofemoral limita a hiperabdução da articulação da anca.

Uma bursa iliopectínea está presente anteriormente sobre a abertura dos ligamentos e abaixo do tendão do iliopsoas.

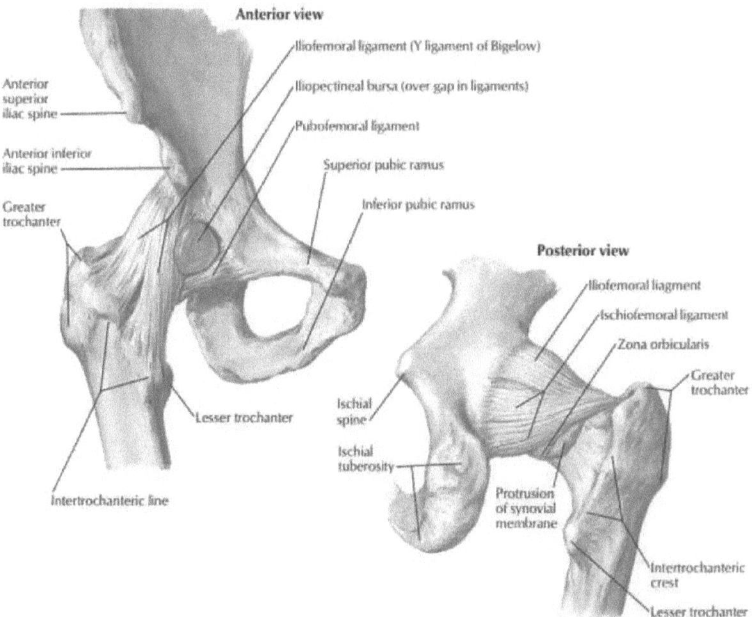

Figura 10: Ligamentos da articulação da anca (imagem baseada na anatomia de Gray para estudantes - 3rd ed)

Existem muitas estruturas adicionais de importância relacionadas com a cápsula da anca.

A membrana sinovial é o revestimento da cápsula. A membrana sinovial cobre o colo do fémur entre a fixação da cápsula fibrosa e o bordo da cartilagem articular da cabeça. A membrana sinovial também cobre a área não articular do acetábulo e fornece uma cobertura para os ligamentos da cabeça do fémur.

Os retináculos são fibras longitudinais profundas da cápsula da articulação da anca que se estendem superiormente a partir do colo do fémur e se ligam ao periósteo.

ABASTECIMENTO DE NERVOS

O fornecimento de nervos à articulação da anca é descrito na Tabela 1 e nas imagens abaixo.

10

Nerve	Root level	Sensory	Motor
Genitofemoral	L1-2	Proximal anteromedial thigh	None in hip and thigh
Obturator	L2-4	Inferomedial thigh	Gracilis (anterior division) Adductor longus (anterior division) Adductor brevis (anterior/posterior division) Adductor magnus (posterior division)
Lateral femoral cutaneous	L2-3	Lateral thigh	None
Femoral	L2-4	Anteromedial thigh	Psoas major Sartorius Articularis genus Rectus femoris Vastus lateralis Vastus intermedius Vastus medialis
Tibial	L4-S3	None in thigh	Biceps femoris (long head) Semitendinosus Semimembranosus
Common fibular (peroneal)	L4-S2	None in thigh	Biceps femoris (short head)
Posterior femoral cutaneous nerve	S1-3	Posterior thigh	None

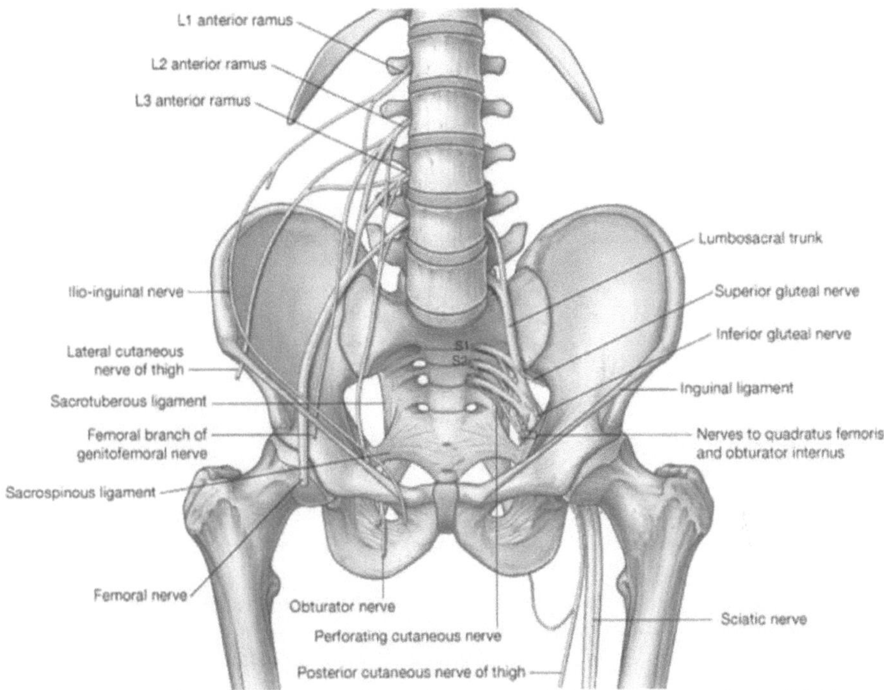

Figura 11: Suprimento nervoso da anca (imagem baseada na anatomia de Gray para estudantes - 3rd ed)

MÚSCULOS DA ANCA

Muscle	Action	Nerve
Sartorius	Hip flexion external rotation	Femoral nerve
Iliopsoas	Hip flexion	Femoral nerve
Pectineus	Hip flexion	Femoral nerve
Rectus femoris	Hip flexion leg extension	Femoral nerve
Adductor magnus (anterior part)	Hip flexion Adduction	Obturator
Adductor magnus (posterior part)	Thigh extension	Tibial
Gracilis	Hip flexion Adduction internal rotation	Obturator

Tensor fascia lata	Hip flexion Abduction	Superior gluteal nerve
Adductor brevis	Hip adduction	Obturator nerve (posterior division)
Adductor longus	Hip adduction	Obturator nerve (anterior division)
Pectineus	Hip adduction Flexion	Femoral
Obturator externus	Thigh external rotation	Obturator nerve (posterior division)
Gluteus maximus	Lateral rotation, extension	Inferior gluteal nerve
Piriformis	Lateral rotation	Nerve to piriformis
Obturator internus	Lateral rotation	Nerve to obturator internus
Gemellus superior	Lateral rotation	Nerve to obturator internus
Gemellus inferior	Lateral rotation	Nerve to quadratus femoris
Quadratus femoris	Lateral rotation	Nerve to quadratus femoris
Gluteus medius	Hip abduction	Superior gluteal nerve
Gluteus minimus	Hip abduction	Superior gluteal nerve
Semimembranosus	Thigh extension leg flexion	Tibial
Semitendinosus	Thigh extension leg flexion	Tibial
Biceps femoris, long head	Thigh extension leg flexion	Tibial
Biceps femoris, short head	Thigh extension leg flexion	Common fibular

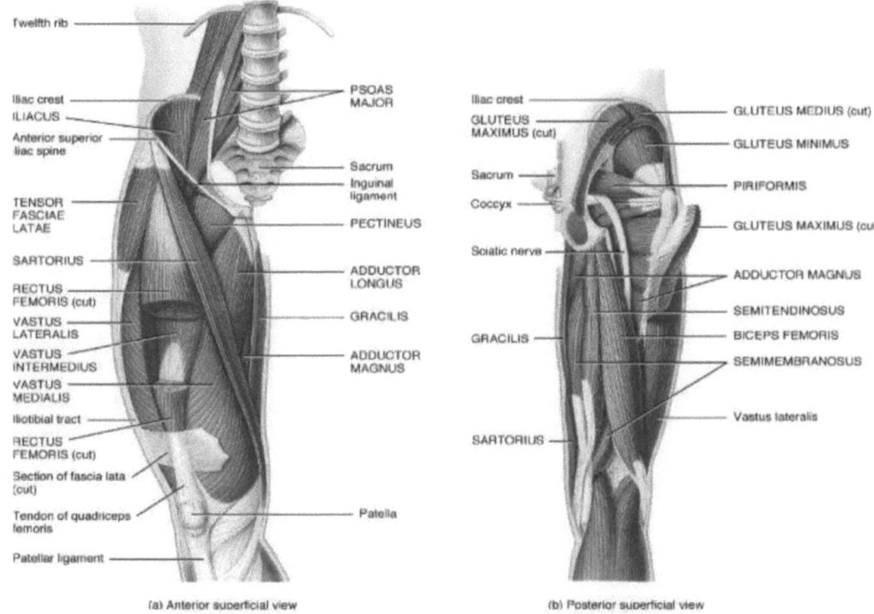

Figura 12: Músculos à volta da articulação da anca (imagem baseada na anatomia de Gray para estudantes - 3rd ed)

VASCULATURA DA ANCA

Artery	Branches
Obturator	Anterior and posterior branches
Femoral (In femoral triangle, runs in medial thigh between vastus medialis and adductor longus, in adductor canal, through adductor hiatus, then becomes popliteal artery behind knee)	Superficial circumflex iliac Superficial epigastric Superficial external pudendal Deep external pudendal Deep femoral artery Descending genicular artery Articular branch Saphenous branch
Deep femoral artery	Medial circumflex femoral: major supply to femoral neck Lateral circumflex femoral: also supplies femoral neck Ascending branch Transverse branch Descending branch Perforators/muscular branches

Artery	Course

Obturator Artery of ligament teres	Runs through ligament of femoral head
Deep femoral artery	Branches from femoral artery in femoral triangle
Medial circumflex femoral	Between pectineus and iliopsoas to posterior femoral neck
Ascending branch	Runs on quadratus femoris deep to sartorius and rectus femoris to greater trochanter anteriorly
Descending branch	Extracapsular branches of anastomosis
Lateral circumflex femoral Ascending branch Cervical branches Retinacular arteries Transverse branch Descending branch	Intracapsular branches: run along neck, enter bone at base of femoral head Extends laterally Under rectus femoris

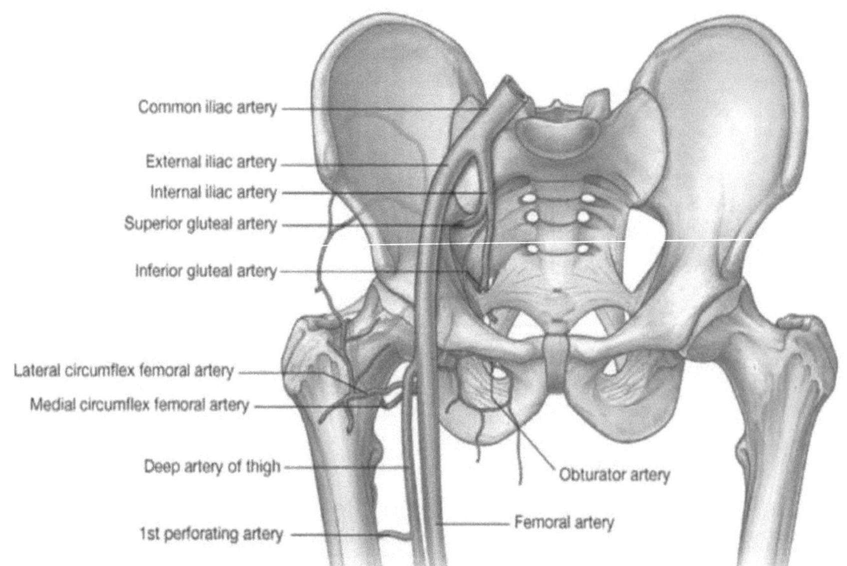

Figura 13: Vasos à volta da anca (imagem baseada na anatomia de Gray para estudantes - 3rd ed)

16

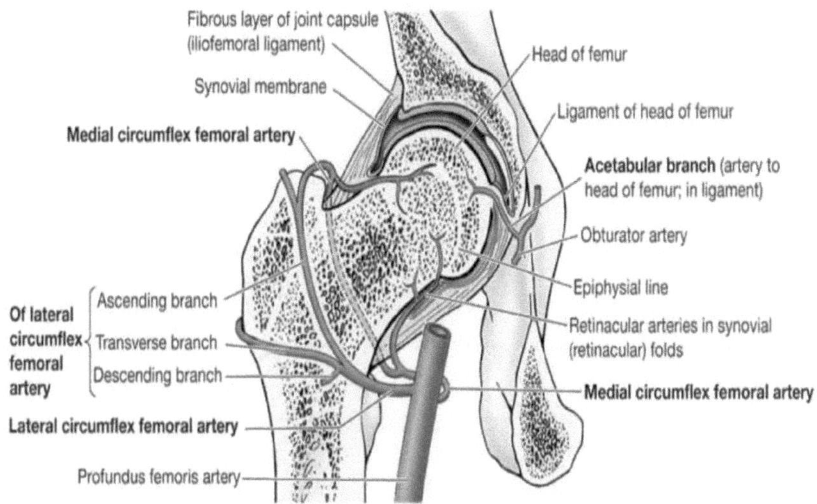

Figura 14: Fornecimento de sangue ao fémur proximal

MOVIMENTOS NA ARTICULAÇÃO DA ANCA E PRINCIPAIS MÚSCULOS ENVOLVIDOS

MOVEMENTS	MUSCLES
FLEXION	ILIACUS AND PSOAS MAJOR RECTUS FEMORIS SARTORIUS TENSOR FACIA LATA PECTINEUS ADDUCTORS LONGUS AND BREVIS
EXTENSION	GLUTEUS MAXIMUS SEMIMEMBRANOSUS SEMITENDINOSUS BICEPS FEMORIS LONG HEAD ADDUCTOR MAGNUS ISCHIAL PART
ADDUCTION	ADDUCTORS LONGUS, BREVIS AND MAGNUS GRACILIS PECTINEUS QUADRATUS FEMORIS
ABDUCTION	GLUTEUS MEDIUS AND MINIMUS TENSOR FASCIA LATA PIRIFORMIS OBTURATOR INTERNUS IN FLEXION
MEDIAL ROTATION	TENSOR FASCIA LATA GLUTEUS MINIMUS GLUTEUS MEDIUS ANT FIBERS

LATERAL ROTATION	SARTORIUS GLUTEUS MAXIMUS OBTURATOR INTERNUS AND GEMELLI OBTURATOR EXTERNUS QUADRATUS FEMORIS PIRIFORMIS IN FLEXION

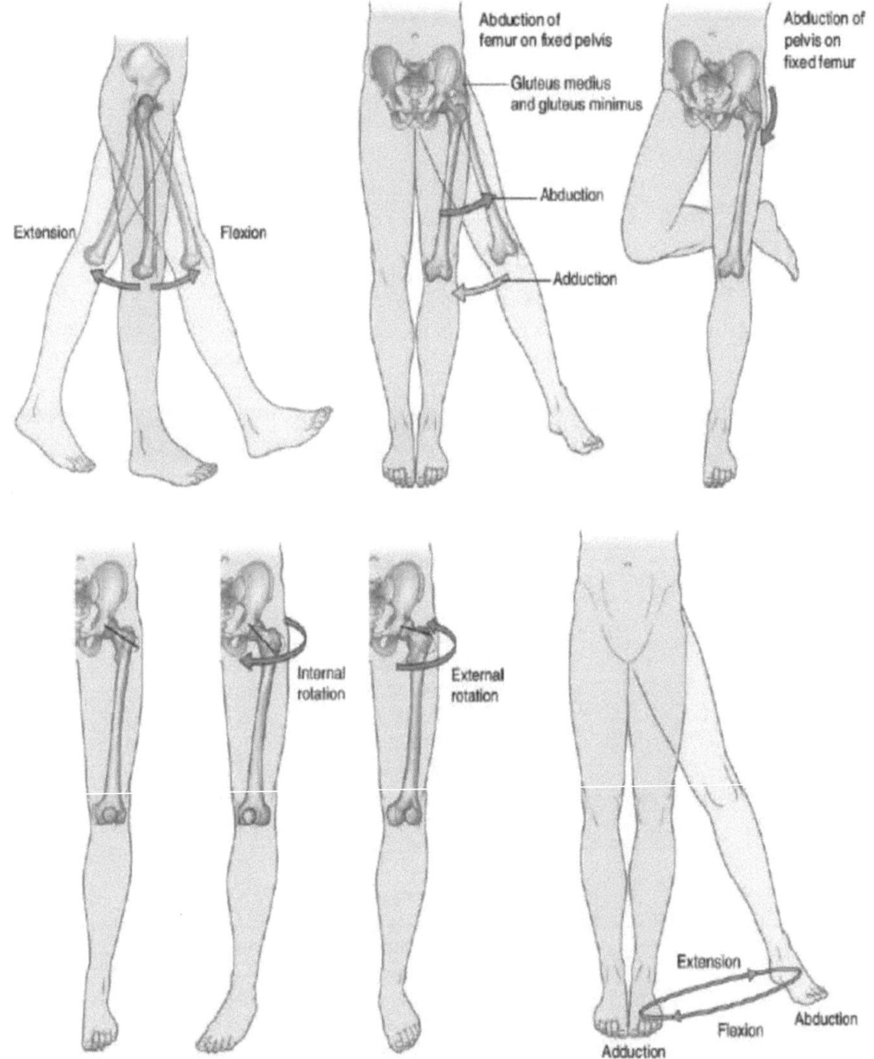

Figura 15: Movimentos que ocorrem na articulação da anca (imagem baseada na anatomia de Gray para estudantes - 3rd ed)

CAPÍTULO 3

PAPEL DO CALCAR

Durante o desenvolvimento da parte proximal do fémur, o trocânter menor é formado como resultado da tração do iliopsoas. Este separa o córtex medial do fémur proximal em duas camadas diferentes.

São elas o córtex exterior e a camada interna do calcário. Estas combinam-se proximalmente e formam o colo femoral medial. Na maior parte da literatura ortopédica, esta camada é normalmente designada por "Calcar".

O calcar aumenta a força do colo do fémur ao resistir a forças de torção. A sua reabsorção e perda têm um papel significativo no aumento da incidência de fracturas do colo do fémur com cominuição na região posteromedial.

Em condições normais de carga, a tensão na parte posterior e medial do fémur proximal é superior à da parte lateral ou anterior do fémur.

O calcar femorale pode tolerar a carga de compressão e ajuda na distribuição da carga, diminuindo a carga da região posterior e medial do fémur proximal e aumentando a carga na região anterior e lateral do fémur proximal.[11]

O calcar femorale suporta a carga de compressão e redistribui a carga ou o stress da cabeça do fémur para a diáfise proximal do fémur.

Tem um papel importante no sistema de carga do fémur proximal e desempenha um papel muito significativo no tratamento da fratura proximal do fémur.

Gao et al. opinaram que a carga na cabeça do fémur pode ser distribuída uniformemente através do córtex medial do fémur proximal com a ajuda de um sistema de treliça.[12]

Como parte deste sistema de treliça, pode transformar as forças de flexão e de torção.

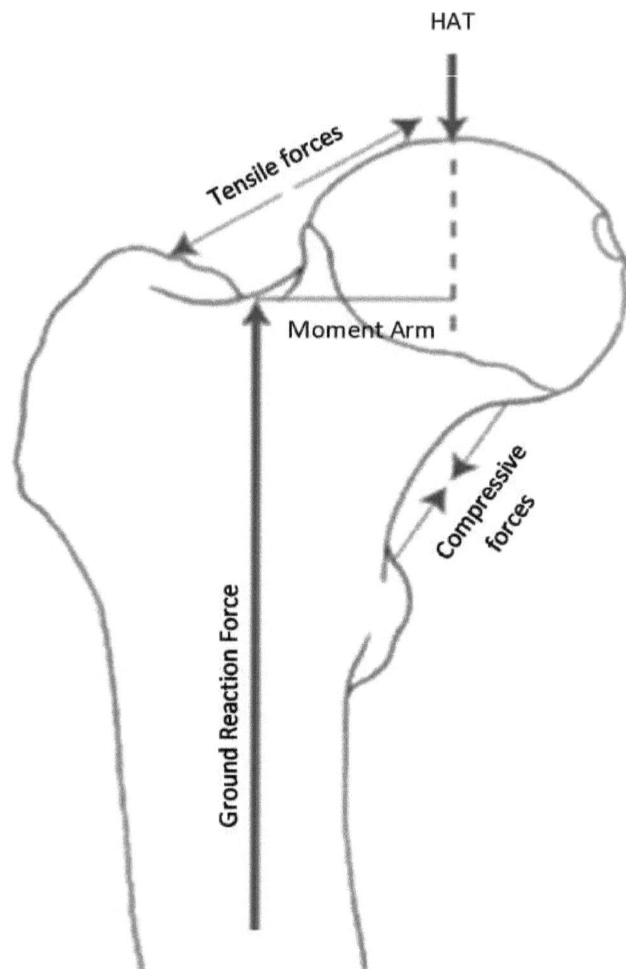

Figura 16: Vectores de força ao longo do fémur proximal

O peso da cabeça, dos braços e do tronco carrega a cabeça do fémur verticalmente para baixo (linha HAT).

Mas a força de reação do solo sobe através da diáfise do fémur. Isto resulta numa força de acoplamento que cria um momento fletor com um braço de momento que depende do comprimento e do ângulo do colo do fémur.

Este momento fletor cria uma tensão de tração no aspeto superior do colo do fémur e uma tensão de compressão no aspeto inferior do colo do fémur.

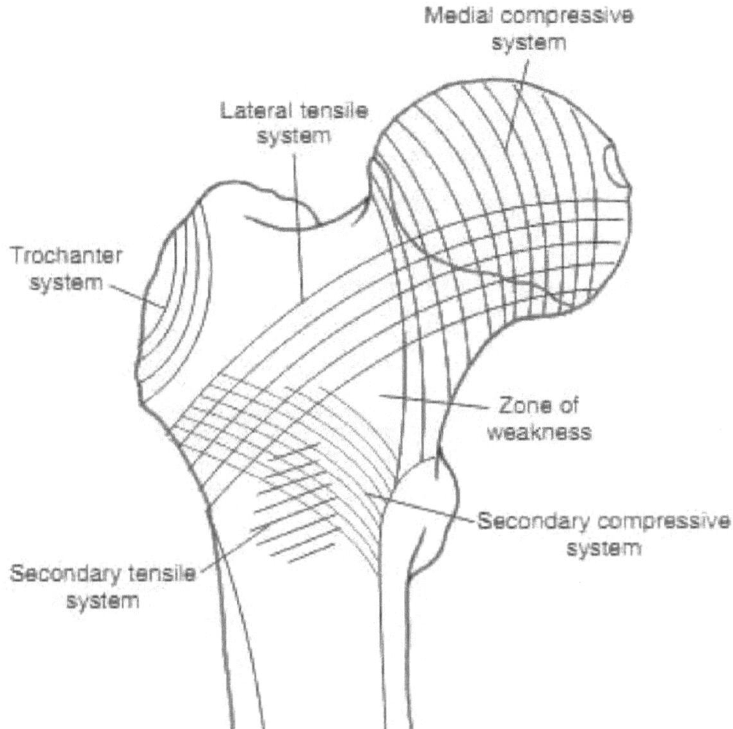

Figura 17: Padrão trabecular do fémur proximal

Os padrões trabeculares de compressão medial e de tração são os dois padrões principais. Estes mostram a transmissão de forças no interior do fémur proximal. Também se observam algumas linhas de tensão adicionais como os sistemas de compressão secundária, de tração e no sistema trocantérico.

Estes sistemas trabeculares são capazes de resistir às forças de flexão. Mas qualquer aumento anormal da força ou devido a qualquer enfraquecimento do osso pode levar à fratura.

É mais provável que o local da fratura se situe em áreas com uma distribuição trabecular mais fina, como a zona de fraqueza

Oh e Harris utilizaram medidores para medir a tensão no córtex ósseo da parte superior do fémur.[13] O seu estudo demonstrou que, após a inserção de um componente femoral, o padrão de tensão no fémur proximal é invertido. Isto em comparação com o de um fémur intacto. A rutura provoca uma redistribuição da tensão no fémur proximal. A tensão máxima é observada à volta da ponta da prótese e não no calcar femorale.

CAPÍTULO 4

LESÕES DO CALCÂNEO E SEU IMPACTO.

A maioria das fracturas do fémur proximal ocorre nos grupos etários mais velhos. As mulheres são mais numerosas do que os homens numa proporção de 3:1. As fracturas proximais do fémur em indivíduos mais jovens ocorrem como resultado de uma lesão de alta energia, como um acidente de viação ou uma queda de altura. Noventa por cento das fracturas do fémur proximal em idosos resultam de uma simples queda.[14]

O fémur proximal do adulto está dividido em diferentes regiões anatómicas, como a cabeça, o colo, as áreas intertrocantérica e subtrocantérica. O colo do fémur também se subdivide em áreas subcapital, transcervical e basicervical, numa direção craniana para caudal.

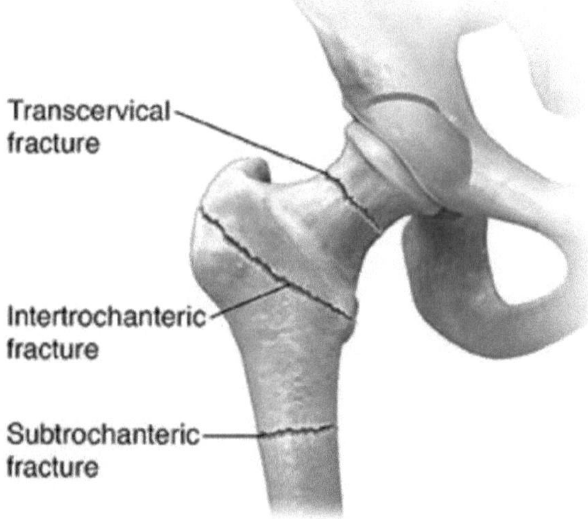

Figura 18: Fracturas à volta do fémur proximal (imagem baseada na anatomia de Gray para estudantes - 3rd ed)

As áreas subcapital e transcervical são intracapsulares. Estas têm um fornecimento de sangue frágil que pode ser facilmente interrompido por uma fratura deslocada. Isto aumenta o risco de não união e de necrose avascular da cabeça do fémur. A região basicervical é extracapsular em termos de localização, com um fornecimento abundante de sangue. Estas fracturas apresentam melhores taxas de consolidação.

A cabeça do fémur recebe o seu fornecimento de sangue de três fontes principais. O fornecimento principal provém da artéria femoral circunflexa medial, com algumas contribuições da artéria femoral circunflexa lateral e da artéria do ligamento redondo.

A preservação do fornecimento de sangue nas fracturas intracapsulares (região da cabeça ou do colo do fémur) é a variável-chave que afecta os parâmetros de tratamento e os resultados a longo prazo.[15]

A densidade do osso do fémur proximal diminui com a idade e também as suas propriedades mecânicas associadas. A maior parte do stock de osso esponjoso sofre perdas devido à osteoporose e ao envelhecimento. Isto aumenta a propensão para a fratura com o aumento da idade.

A área subtrocantérica situa-se entre o trocânter menor e uma região 5 cm distal a este. Poucos autores também a descrevem desde o trocânter menor até à junção dos terços proximal e médio do fémur.[15]

A região intertrocantérica é constituída pelo trocânter maior, a região basicervical (área extracapsular) do colo do fémur e o trocânter menor. As lesões nestas áreas podem produzir um membro inferior encurtado e rodado externamente.

Pode existir uma deformidade em varo associada aos fragmentos da fratura. Esta posição é observada devido a múltiplas forças deformadoras musculares e às suas ligações femorais relacionadas.

As fracturas na região intertrocantérica podem ocorrer de forma isolada, mas também podem acompanhar frequentemente fracturas mais proximais do fémur. Evans classificou as fracturas intertrocantéricas com base na estabilidade pré-redução e pós-redução. Isto significa que se baseia na convertibilidade de um padrão de fratura instável para uma redução estável.

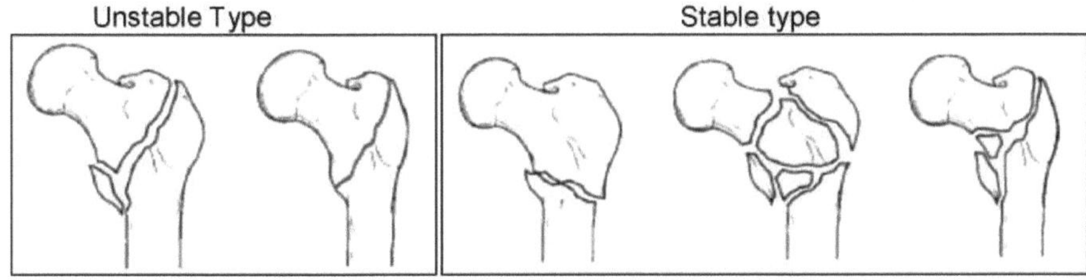

No padrão de fratura estável, o córtex posteromedial está intacto, o que permite obter e manter uma redução estável. No padrão de fratura instável, observa-se a cominuição do córtex posteromedial. Estas fracturas podem ser convertidas numa redução estável se for possível uma oposição da cortical medial. O padrão de obliquidade inversa é muito instável devido à tendência para a deslocação medial da diáfise femoral.[7]

Este sistema de classificação enfatizou a importante distinção entre padrões de fratura estáveis e instáveis da região intertrocantérica. Esta classificação também define as características de uma redução estável.

O calcar femorale está normalmente associado à fratura proximal do fémur. Se o calcar femorale for quebrado numa fratura proximal do fémur, essa fratura pode ser considerada como um padrão de fratura instável. Para tratar estas fracturas, é importante conseguir uma boa redução e fixação do calcâneo femoral.

Apel et al. realizaram testes mecânicos na fratura de Evan com massas de fratura medial posterior maiores ou menores. Na sua opinião, a fixação da massa de fratura medial posterior, especialmente do calcâneo femoral, é fundamental para a estabilidade mecânica da fratura intertrocantérica.

Um calcar femorale intacto é útil para manter a estabilidade dos fixadores internos. Wang et al. colocaram fixadores coincidentes com as trabéculas de compressão e perto do calcâneo femoral durante o tratamento cirúrgico da fratura do colo do fémur e relataram bons resultados.

Levi et al. certificaram que a região com maior densidade óssea, conforme demonstrado pela tomografia computadorizada, estava altamente correlacionada com a melhor localização do fixador.

Quando a cirurgia é realizada em fracturas do fémur com o calcar femorale intacto, o fixador interno deve ser colocado perto do calcar femorale. Isto permite uma boa utilização do apoio do calcar femorale. Deste modo, há uma perturbação mínima da distribuição do stress e da condução da carga no fémur proximal.

CAPÍTULO 5

ESTUDOS DEMOGRÁFICOS

As taxas máximas de fratura da anca são observadas nos Estados Unidos e no Norte da Europa e as mínimas em África e na América Latina. Os países asiáticos, como a China, Hong Kong, Kuwait e Irão, apresentam taxas intermédias de fratura da anca.

Em muitos estudos europeus, observa-se um gradiente norte-sul e, no norte dos Estados Unidos, registam-se mais fracturas da anca do que nas regiões do sul. Os factores responsáveis por esta variação são a demografia da população, com mais idosos a viver em países com taxas de incidência mais elevadas. Há também alguma influência da etnia, da latitude e de factores ambientais.

A compreensão desta variação geográfica em mutação ajudará os decisores políticos a desenvolver estratégias para reduzir o peso das fracturas da anca nos países em desenvolvimento como a Índia.

Com o aumento da esperança de vida em todo o mundo, o número de pessoas idosas aumentou em todas as regiões geográficas. Estima-se que a incidência de fracturas da anca aumentará de 1,66 milhões em 1990 para 6,26 milhões em 2050.[16]

A taxa de fracturas da anca na Índia é de 105 e 159 por 100 000 entre homens e mulheres, respetivamente, no distrito de Rohtak, no ano de 2009, de acordo com D. K. Dhanwal,1 R. Siwach, et al

Mais recentemente, as taxas de fratura da anca foram estudadas em indianos que vivem em Singapura como parte de uma grande população com mais de 50 anos, entre 1991 e 1998.[17]

Com base no recenseamento nacional da população de 1990 e nas estimativas anuais da população, as taxas de fratura da anca ajustadas à idade para 1991-1998 foram de 152 nos homens e 402 nas mulheres por 100 000 habitantes.

Entre os principais grupos raciais, os homens chineses apresentaram taxas de fratura da anca ajustadas à idade significativamente mais elevadas. Estas são de 168, em comparação com 128 para os homens indianos e 71 para os malaios. Uma observação semelhante foi registada entre as mulheres. As mulheres chinesas registaram 410 fracturas da anca, em comparação com 361 para as indianas e 264 para as malaias.

CAPÍTULO 6

MÉTODOS DE FIXAÇÃO

Ao longo do tempo, desenvolveram-se diferentes métodos de fixação ou reparação do calcâneo. Cada método tem as suas vantagens ou desvantagens. Alguns dos métodos são descritos de seguida.

a) Osteotomia de preservação do calcar:

Todas as limitações da hemiartroplastia convencional, da prótese de calcário e do enxerto de calcário são evitadas por esta técnica simples e facilmente reprodutível. Com esta osteotomia, estamos essencialmente a converter uma fratura extracapsular numa fratura intracapsular.

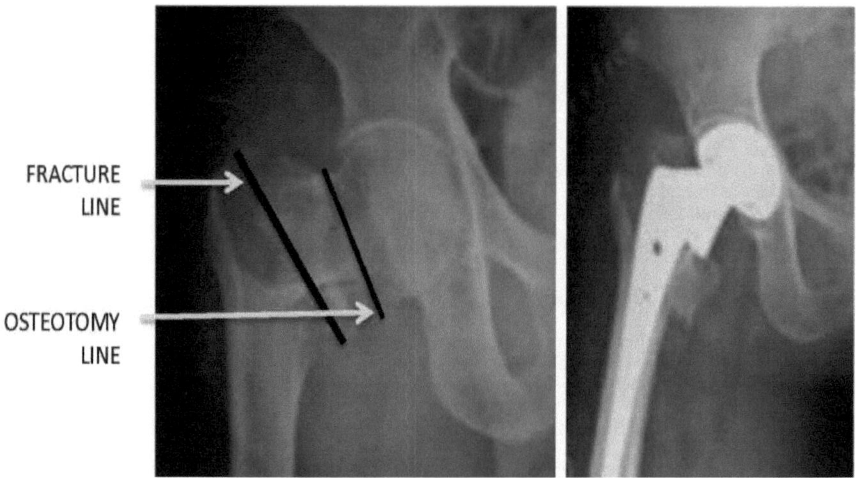

Radiografia pré-operatória e pós-operatória após osteotomia preservadora de calcar

O calcar preservado une-se precocemente ao eixo. Até lá, são mantidos com o cimento. O trocânter menor e o calcar preservados incorporam-se precocemente na haste.

A mobilização precoce é possível e a técnica proporciona estabilidade e mobilidade imediatas. A sustentação de peso precoce reduz a morbilidade da imobilização. O tempo cirúrgico e as competências necessárias são semelhantes a qualquer hemiartroplastia normal.

b) Enxerto de Calcar Femorale:

C.J Thakkar et al descreveram um método muito simples de utilização de osso da região da cabeça e do colo do fémur como enxerto.

Este enxerto preenche o vazio póstero-medial e impede a colocação da prótese em varo e retroversão e serve de guia para a equalização do comprimento do membro.[18]

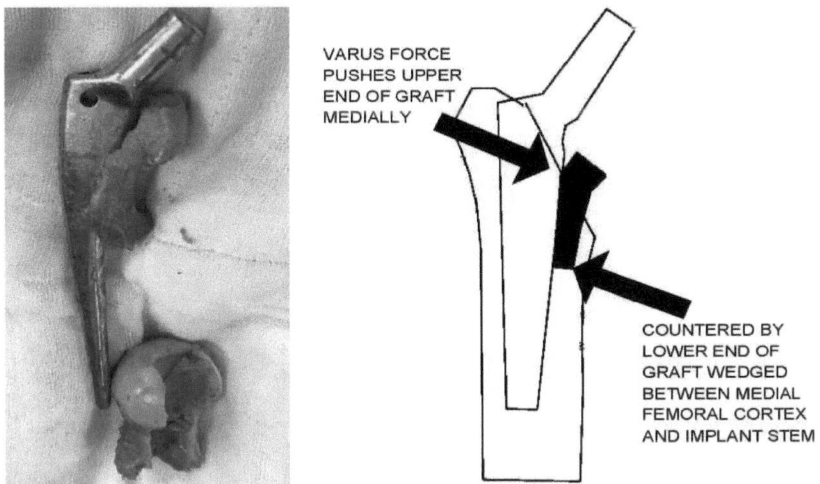

Figura 19: Representação esquemática do enxerto femoral Calcar

O stock ósseo do fémur proximal diminui se forem utilizadas próteses metálicas ou cimento ósseo para a reconstrução do calcâneo. Este facto constitui uma desvantagem se for necessária uma cirurgia de revisão mais tarde. O enxerto de calcar por esta técnica dá estabilidade ao implante mesmo na presença de cominuição. O enxerto incorpora-se bem na maioria dos pacientes. A morbilidade no local do dador para a colheita do enxerto também é evitada com esta técnica.

c) Reconstrução com cimento ósseo:

A reconstrução do calcar também tem sido tentada com cimento ósseo. O cimento ósseo preenche o vazio à volta da área do calcar. Esta é uma opção inferior, uma vez que o cimento tem pouca capacidade para tolerar forças de cisalhamento e de flexão.

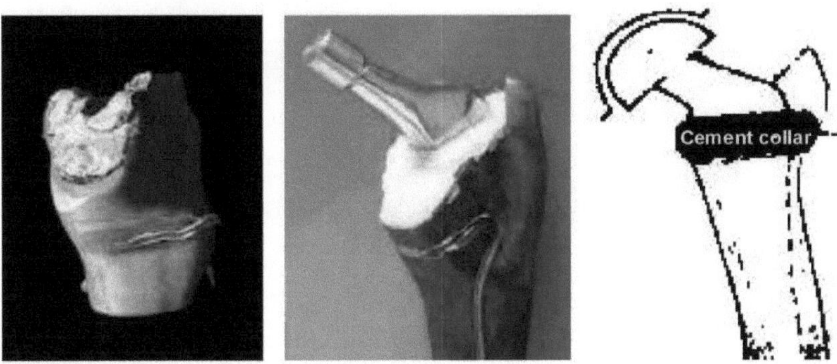

d) Prótese de Calcar:

Ao longo do tempo, foram experimentadas muitas próteses de substituição do calcâneo, como a prótese de Leinbach. Mas estes procedimentos são tecnicamente exigentes e estão também associados a uma maior remoção de osso e perda de sangue. As cirurgias de revisão, se necessárias, também são difíceis de efetuar se forem utilizadas estas próteses.

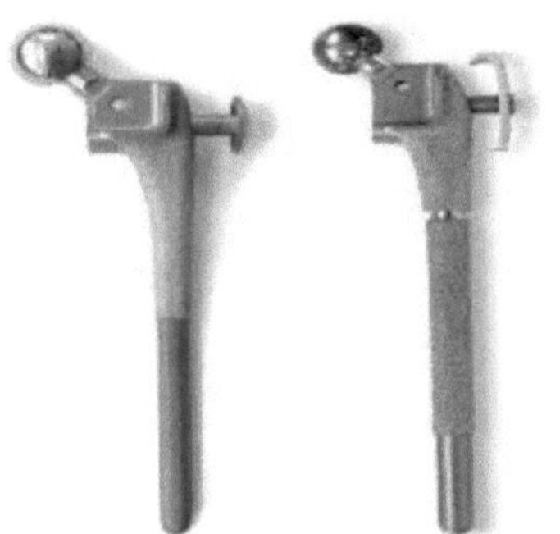
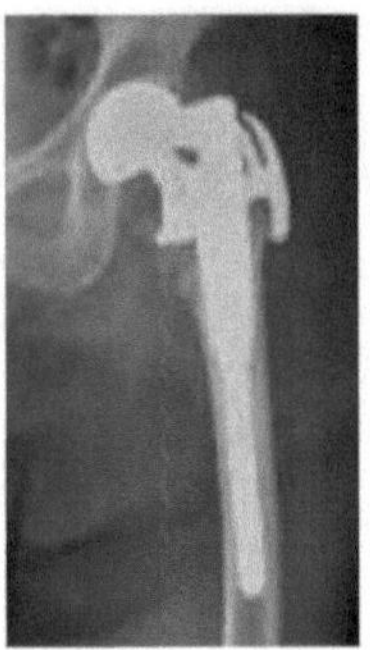

e) Prótese modular com placa trocantérica maior integrada:

Uma prótese modular de substituição do calcário sem cimento com uma placa de trocânter maior (GTP) integrada para fixar o fragmento do trocânter maior.

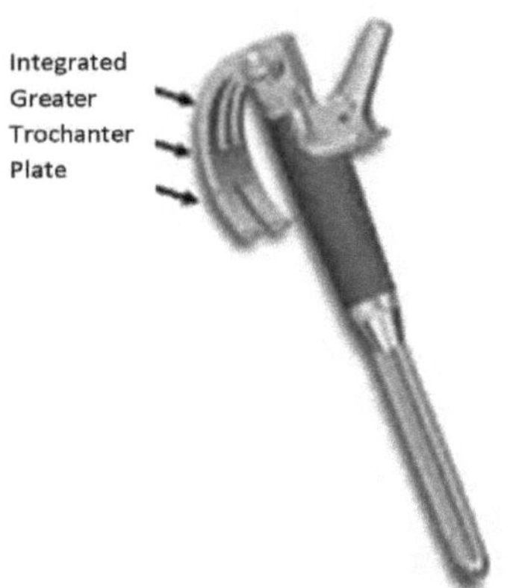

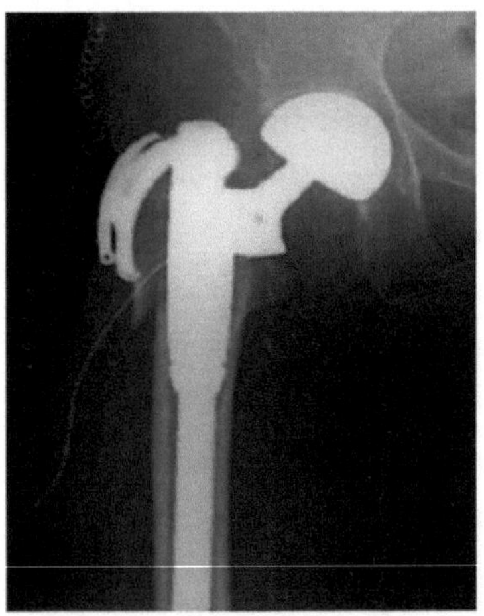

Esta prótese permite obter bons resultados em doentes muito idosos com osteoporose grave. É dada importância à fixação do trocânter maior. Esta também reconstrói o mecanismo abdutor do músculo glúteo médio. A fixação rígida do trocânter maior pode resultar num bom resultado clínico.

O custo elevado e a disponibilidade são uma das principais preocupações destas próteses. Para além disso, há bastante perda óssea, o que pode dificultar as cirurgias de revisão.

e) Reconstrução do calcário com fio metálico:

O fragmento deslocado do trocânter menor é reduzido e fixado com a ajuda de um fio de aço inoxidável. São efectuados orifícios de perfuração no trocânter menor e o fio é passado através dos orifícios de perfuração. O trocânter maior é reduzido e mantido por pinças ósseas ou pinças de redução. O aperto final do fio é efectuado quando o implante femoral é inserido juntamente com o cimento antes de este assentar.

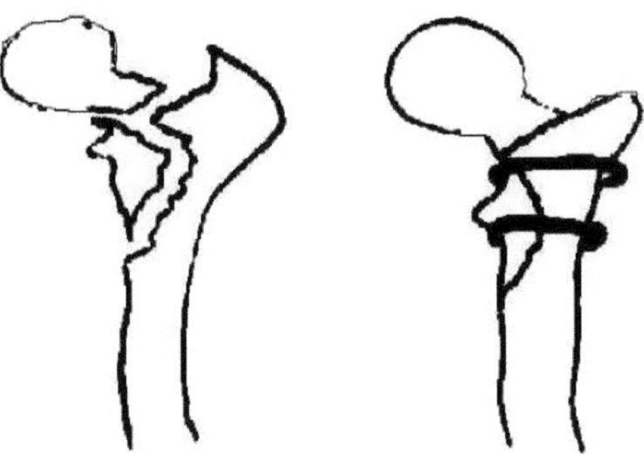

TENDÊNCIAS ACTUAIS DA GESTÃO
1) RECONSTRUÇÃO CIMENTADA DO CALCÁRIO

Uma prótese articular cimentada utiliza cimento ósseo de fixação rápida para ajudar a fixar o implante ao osso. Para começar a suportar o peso no pós-operatório mais cedo e também para evitar o colapso excessivo no local da fratura, muitos cirurgiões recomendam a substituição da prótese. É especialmente recomendada uma prótese de substituição do calcâneo ou do tipo cabeça e colo. No entanto, qualquer um dos métodos descritos pode ser utilizado para a reconstrução do calcâneo. A escolha depende da preferência do cirurgião e de outros factores.

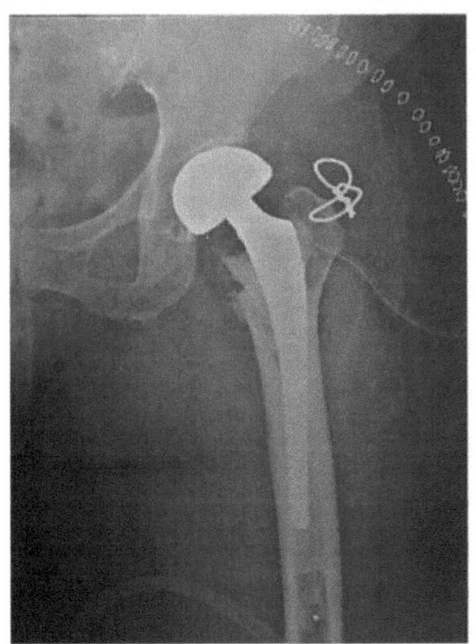
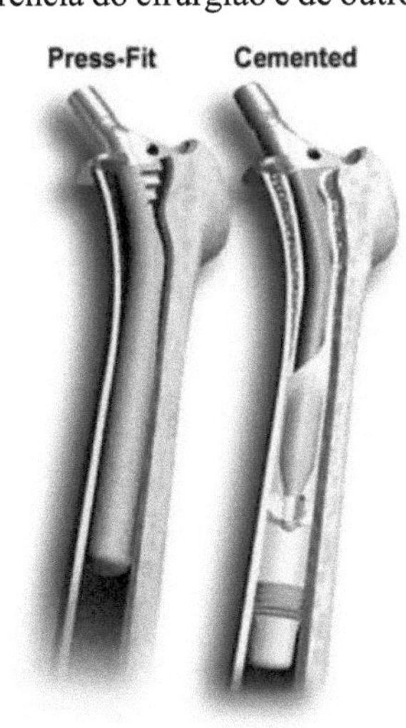

Radiografia após reconstrução cimentada de calcar Diferentes implantes para artroplastia da anca

2) RECONSTRUÇÃO NÃO CIMENTADA DO CALCÁRIO

A prótese articular não cimentada, também designada por prótese PRESS-FIT, é especialmente texturada. Isto permite que o osso cresça sobre ela e mais tarde adira a ela. Vários cirurgiões preferem componentes sem cimento porque estes oferecem uma melhor ligação a longo prazo entre as próteses e os ossos. Os componentes sem cimento também eliminam qualquer preocupação com a degradação do cimento.

No entanto, estas próteses necessitam de ossos de boa qualidade para serem integradas. Os doentes com baixa densidade óssea devido à osteoporose podem não ser bons candidatos, uma vez que o material ósseo pode demorar até três meses a crescer num novo componente articular.[19,20]

CAPÍTULO 7

MÉTODO PREFERIDO PELOS AUTORES [21]

Quando é detectada uma deficiência póstero-medial envolvendo o calcâneo, a reconstrução desta região é feita através de um enxerto ósseo autólogo moldado, colhido da cabeça femoral excisada.

Para tal, é cortado um pedaço de osso da cabeça do fémur. A sua fixação cartilaginosa é retirada e é modelada num bloco com a ajuda de uma serra oscilante, de um cortador de ossos e de uma cortadora de ossos

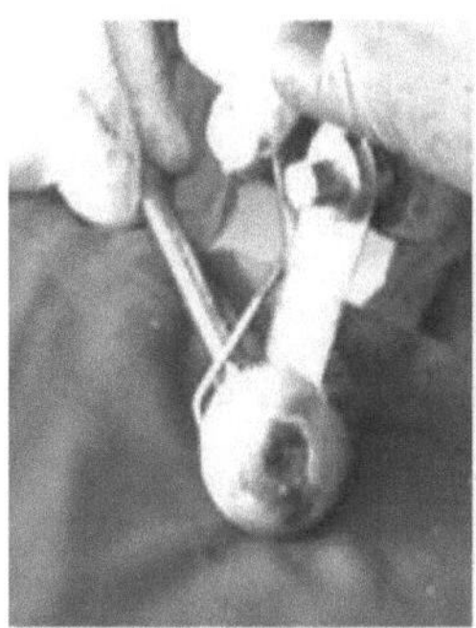
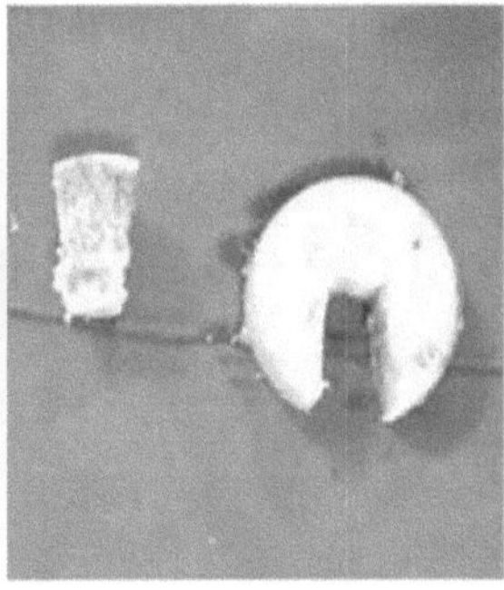
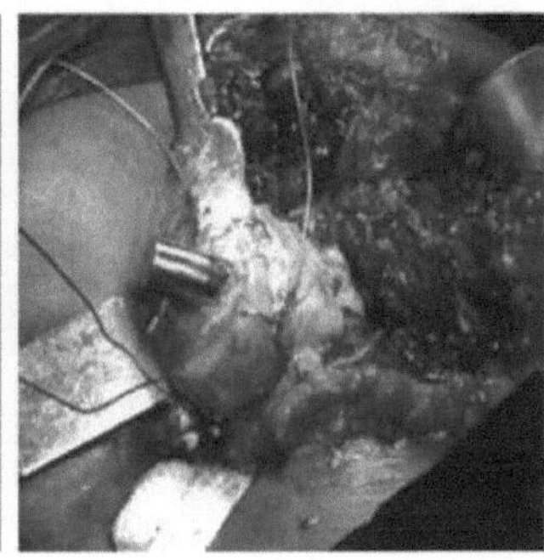

Este bloco é cuidadosamente colocado na região posteromedial do fémur proximal para funcionar como suporte devido à ausência do calcar original. Todos os outros fragmentos de osso, o trocânter maior e o trocânter menor são estabilizados com ou sem fio de aço inoxidável após a cimentação da haste do fémur do implante no canal do fémur.

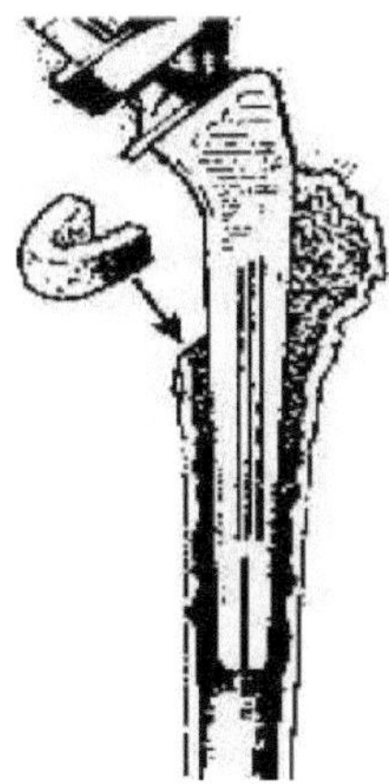
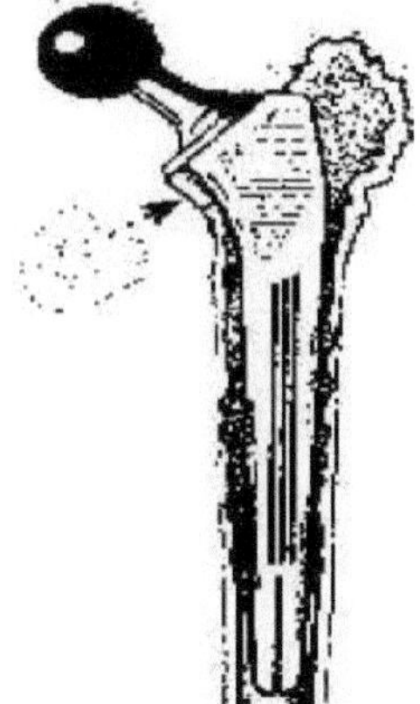

É utilizado cimento adicional para estabilizar ainda mais os fragmentos ósseos mantidos juntos por um fio de aço inoxidável e é efectuado o aperto final do fio de aço inoxidável. A

redução da articulação da anca é efectuada e a amplitude de movimentos e a estabilidade da articulação são verificadas posteriormente.

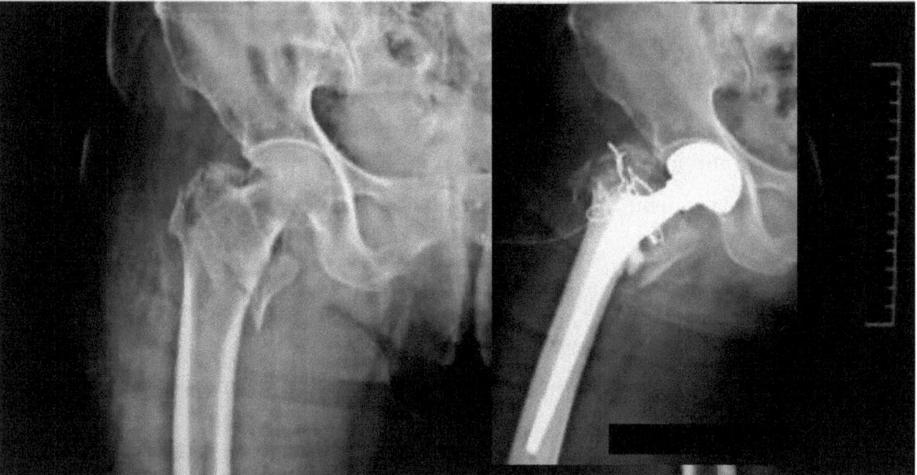
Preoperative Xray   Postoperative Xray

Fisioterapia pós-operatória:

- Os exercícios na cama devem ser iniciados no mesmo dia.
- Não suportar peso até que os sinais radiológicos de formação de calo estejam presentes.
- Dependendo dos sinais radiológicos que mostram a formação de calos, deve ser iniciada uma carga parcial ou total.

CAPÍTULO 8

CONCLUSÃO

O tratamento das fracturas do fémur proximal em doentes idosos com perda de suporte do calcâneo tem uma necessidade cirúrgica diferente das outras fracturas simples do fémur proximal.

Estas fracturas podem ser melhor tratadas com a ajuda de uma hemiartroplastia primária cimentada ou não cimentada, com especial ênfase nos trocânteres e na reconstrução do calcâneo. É possível obter uma anca estável e móvel com as vantagens de uma deambulação precoce e de um menor tempo de internamento hospitalar.

A hemiartroplastia primária, juntamente com a reconstrução do calcário utilizando a mesma cabeça do fémur como enxerto ósseo, é uma estratégia de tratamento cirúrgico inovadora e aceitável para doentes com fracturas do fémur proximal com perda do calcário. Especialmente na população idosa, que é conhecida por ter mais ossos osteoporóticos.

A hemiartroplastia bipolar cimentada com reconstrução do calcâneo, utilizando a mesma cabeça do fémur como enxerto ósseo, é uma boa opção de tratamento, tendo como vantagens

- Trata-se de uma cirurgia de preservação óssea
- A utilização da cabeça do fémur como calcar pode ajudar na restauração da altura.
- Evita próteses metálicas adicionais, próteses de revisão, utilização de hastes longas e utilização de metais especiais (como o tântalo)
- É uma cirurgia rentável em comparação com a artroplastia total da anca de revisão.

BIBLIOGRAFIA

1) Li B, Aspden RM. Material properties of bone from the femoral neck and calcar femorale of patients with osteoporosis or osteoarthritis. Osteoporos Int, 1997, 7: 450^56.
2) Stiles RG, Laverina CJ, Resnick D, Convery FR. O calcar femorale. Um estudo correlativo anatómico, radiológico e cirúrgico. Invest Radiol. 1990 Dec;25(12):1311-5.
3) Merkel FR. Bertrachtun genuber das OS Femoris. Virchows Arch, 1874, 59: 237-256.
4) Harty M. O calcar femorale e o colo do fémur. J Bone Joint Surg Am, 1957, 39: 625630.
5) Griffin JB. The calcar femorale redefined. Clin Orthop Relat Res, 1982, 164: 211-214.
6) Jardim RS. The structure and function of the proximal end of the femur. J Bone and Joint Surg Br, 1961, 43: 576-589.
7) Bigelow HJ. The mechanism of dislocations and fracture of the hip.Boston: Little, Brown & Co, 1900
8) Koval K, Zuckerman J. Fracturas do colo do fémur. Handbook of Fractures. 2ª ed. Philadelphia: Lippincott Williams & Wilkins; 2002. 176-177.

9) Moore K, Dalley A. Lower limb. Anatomia Clinicamente Orientada. 4ª ed. Baltimore: Lippincott Williams & Wilkins; 1999. 504-613.

10) **Thompson J. Pelvis. Netter's Concise Atlas of Orthopaedic Anatomy (Atlas Conciso de Anatomia Ortopédica de Netter). Teterboro, NJ: Icon** Learning Systems; 2002. 182-190.

11) Zhang Q, Chen W, Liu HJ, Li ZY, Song ZH, Pan JS, Zhang YZ. O papel do calcar femorale na distribuição do stress no fémur proximal. Orthop Surg. 2009 Nov;1(4):311-6

12) Gao LJ, Qiu SJ, Dai KR. A microestrutura e a estrutura tridimensional do calcar femorale e a mecânica da sua capacidade de carga (Chin). Zhonghua Gu Ke Za Zhi, 1999, 19: 109-112.

13) Oh I, Harris WH. Distribuição da tensão proximal no fémur carregado. Uma comparação in vitro das distribuições no fémur intacto e após a inserção de diferentes componentes femorais de substituição da anca. J Bone Joint Surg Am, 1978, 60: 75-85.

14) Cornwall R, Gilbert MS, Koval KJ, Strauss E, Siu AL. Os resultados funcionais e a mortalidade variam entre os diferentes tipos de fracturas da anca: uma função das características do doente. Clin Orthop Relat Res 2004;(425):64-71.

15) Fracturas da anca (incluindo o colo e as regiões peri-trocantéricas). Medicina Musculoesquelética para Estudantes de Medicina. Em: Orthopaedics One - The Orthopaedic Knowledge Network. Criado em 18 de fevereiro de 2012 06:27. Última modificação em 25 de Fev, 2012 21:04 ver.7. Recuperado em 2017-09-12

16) Cooper C, Campion G, Melton LJ, 3rd Hip fractures in the elderly: Uma projeção mundial. Osteoporos Int. 1992;2:285-9

17) Koh LK, Saw SM, Lee JJ, Leong KH, Lee J, National Working Committee on Osteoporosis Hip fracture incidence rates in Singapore 1991-1998. Osteoporos Int. 11998;12:311-318.

18) Thakkar CJ, Thakkar S, Kathalgere RT, Kumar MN. Enxerto de Calcar femorale na hemiartroplastia da anca para fracturas intertrocantéricas instáveis. Indian J Orthop 2015;49:602-9

19) Fundação Artrite. "Tipos de peças de substituição". Extraído de Tudo o que você precisa saber sobre cirurgia articular. Acedido em 20 de janeiro de 2012. www.arthritis.org.

20) Instituto Nacional de Artrite e Doenças Musculoesqueléticas e da Pele. Perguntas e respostas sobre a substituição da anca. Atualizado em abril de 2012. Acedido em 26 de agosto de 2013.

21) Kadam R, Gupta A, Chhallani A. Reconstrução de calcar em hemiartroplastia bipolar em pacientes idosos. J. Evolution Med. Dent. Sci. 2016;5(77):5701-5704, DOI: 10.14260/jemds/2016/1286

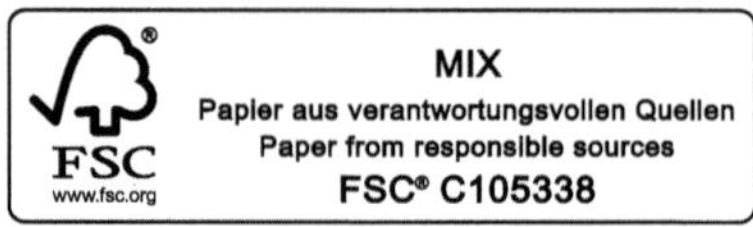

Printed by Books on Demand GmbH, Norderstedt / Germany